DE

L'HYPOCONDRIE

ET DE

LA MÉLANCOLIE

PAR

V. L. E. DUVIVIER,

Docteur en Médecine de la Faculté de Paris, Inspecteur
dans les Manufactures du département de la Seine,
Médecin des Crèches, Chirurgien Aide-Major
des Gardes Nationales, Membre de
plusieurs Sociétés médicales,
etc., etc.

*Oportet adducere medicinam ad philosophiam
et philosophiam ad medicinam.*

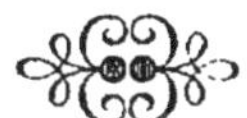

PARIS

CHEZ L'AUTEUR, RUE LOUIS-LE-GRAND, 29

1853

DE L'HYPOCONDRIE

DE LA MÉLANCOLIE.

IMP. SAINTIN. DENTAN, PINARD, 9, COUR DES MIRACLES.

DE

L'HYPOCONDRIE

ET DE

LA MÉLANCOLIE

PAR

V. L. E. DUVIVIER,

Docteur en Médecine de la Faculté de Paris, Inspecteur
dans les Manufactures du département de la Seine,
Médecin des Crèches, Chirurgien Aide-Major
des Gardes Nationales, Membre de
plusieurs Sociétés médicales,
etc., etc.

Oportet adducere medicinam ad philosophiam
et philosophiam ad medicinam.

PARIS

CHEZ L'AUTEUR, RUE LOUIS-LE-GRAND, 29

1853

A MON PÈRE,

Docteur en médecine de la Faculté de Paris, ancien Chirurgien principal aux armées, premier Professeur et Chirurgien en chef adjoint à l'hôpital militaire du Val-de-Grâce, Chirurgien en chef de l'ex-maison civile et militaire du roi Charles **X**, Officier de la Légion-d'Honneur et de plusieurs ordres étrangers, etc., etc.

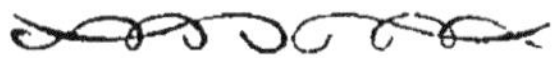

Les soins et l'art du médecin se rapportent surtout au corps; mais ne doit-il s'occuper que du corps, ne connaître que le corps? L'homme malade n'est-il qu'une machine détraquée, qu'une masse mal organisée, qu'un animal souffrant? Son corps vit-il par lui et pour lui seul? L'homme n'a-t-il ni âme ni esprit? Les causes des maladies ne sont-elles que physiques; jamais morales, spirituelles, intellectuelles? Et si la maladie n'est que la vie entravée, ne faut-il pas pour le secourir efficacement connaître l'homme tout entier, l'homme dans toutes ses formes d'existence et dans leurs rapports intimes entre elles, depuis le fond de l'âme jusqu'à l'épiderme, depuis le foyer de la vie jusqu'à la dernière fonction organique? Ne faut-il pas connaître encore la nature des objets avec lesquels l'homme est en rapport prochain ou médiat par les trois éléments constitutifs de sa personnalité : et ainsi les formes principales sous lesquelles la vie ou la maladie lui sont communiquées ?

Que fera alors le praticien inexpérimenté en présence du physiologisme que préoccupe avant tout le siége du mal ; de l'anatomie pathologique qui, se basant sur la mort pour calculer les chances de la vie, élève des difficultés insolubles, quand il s'agit de compléter la notion médicale en appliquant un traitement motivé par les désordres organiques ; de la médecine expectante dont la prudence a été pour beaucoup au moins problématique ; de la médecine des symptômes qui, elle aussi, proclame des succès ; de la polypharmacie dont les bienfaits sont incontestables, sans croire cependant que les médicaments, qui souvent devraient s'exclure, vont trouver chacun l'organe auquel on l'adresse ; en présence enfin de toutes ces doctrines qui ont régné tour-à-tour, laissant des lois générales, des principes vrais, des indications précieuses au milieu de nombreuses erreurs ; en présence de toutes ces méthodes qui s'appuient sur des noms imposants et justement célèbres ?

Quelques hommes dont les œuvres pèsent d'un grand poids dans la balance de la science se sont arrêtés à une théorie négative, qui consiste à emprunter à chaque doctrine les préceptes les plus irrécusables, et ont ainsi évité de se prononcer exclusivement sur aucune d'elles.

Ce n'est pas la première fois que l'éclectisme paraît sur la scène du monde médical ; Celse et Baglivi ont dès longtemps donné l'exemple. Et, il faut bien le confesser, la nature souvent s'enveloppe à nos yeux d'épaisses ténèbres, dérobe sa marche aux regards les plus exercés, ébranle les convictions les mieux assises. L'organisme quelquefois semble sommeiller ; il n'y a pas santé, il n'y a pas maladie, il n'y a pas atonie, il n'y a pas irritation ; il y a comme neutralisation de toutes les propriétés vitales.

L'anatomie pathologique explique-t-elle ces morts subites, où l'examen le plus rigoureusement microscopique ne peut démontrer la plus légère trace d'altération ?

On comprend donc que des hommes supérieurs aient quelquefois puisé à différentes sources pour suppléer à l'insuffisance de chaque théorie isolée. Mais l'éclectisme qui est pour ces natures privilégiées un besoin philosophique, est aussi un rempart derrière lequel se retranche et s'abrite l'ignorance : terrain neutre sur lequel toutes les médiocrités jalouses se sont donné la main pour combattre tout ce qui dépasse leur niveau ; système commode qui autorise tous les écarts, légitime toutes les tentatives, accorde toutes les contradictions, couvre les erreurs d'un voile officieux et surtout dispense de grands efforts de logique. C'est à l'ombre et à la faveur de l'éclectisme qu'est née et a grandi cette plaie médicale dont les progrès s'étendent chaque jour, le SCEPTICISME.

Cependant, à la vue de la lutte passionnée des systèmes et des tendances d'un scepticisme ambitieux, quelques hommes supérieurs ont reconnu la fausse route où l'on voulait égarer la médecine et se sont empressés de proclamer de nouveau l'excellence et la vérité de l'*observation*.

A n'envisager que le beau idéal de la médecine, le tableau que je viens de tracer ne serait qu'une faible et grossière ébauche. Si nous cherchons, en effet, sa perfection, que de choses importantes à connaître ! Que de titres nécessaires pour justifier un seul titre ! Appelé souvent à calmer les maux qui prennent leur source dans quelque trouble de l'âme, le médecin ne doit-il pas avoir une sorte de faculté intuitive et divinatoire, qui est, à elle seule, une science, et qui apprécie la maladie par la connaissance de certains symptômes extérieurs ?

Ici, l'un des principaux moyens, l'unique moyen peut-être de succès, il doit le chercher dans cet art magique et tout puissant, qui vit de calculs autant que d'inspirations, pour relever et exciter l'esprit ; et cette nature corporelle et vivante, objet immédiat de ses recherches, pourra-t-il se la rendre accessible, sans connaître les influences du ciel et les vertus des productions terrestres propres à reconforter ou à réharmoniser l'organisme ? Vaste pensée que le médecin ne peut acquérir qu'en assujétissant son imagination toute brillante des plus riches couleurs, tout emportée dans le vague du monde conjectural, au joug de ces procédés plus sévères sans lesquels l'histoire de la nature ne serait qu'une insipide chronique, et l'étude de ses lois, qu'un frivole amusement de l'esprit.

Malheureusement ici, comme dans tout le reste, la perfection est un être de raison ; et nous nous verrions à regret forcé de rabattre quelque chose de tant de pompe, si après avoir fait le roman de la médecine, il fallait en écrire l'histoire.

Ici le coloris change. — Convaincus de l'évidence souveraine de la doctrine hippocratique, qui fixe les incertitudes de l'esprit parce qu'elle se recommande par le côté moral, non moins que par le côté scientifique, les médecins ont un profond mépris pour tous les moyens qui mènent à la fortune par d'autres voies que par les voies de la conscience. A ce point de vue, on est libre d'embrasser cette doctrine ou de la rejeter, mais elle n'admet pas de partage. Pourquoi s'étonner alors si, considérant l'homéopathie comme une maladie, ils répondent à ceux qui les interrogent pour savoir si cette méthode est toujours praticable : Non? Tout en respectant la liberté de penser, n'ont-ils pas raison, en effet, d'empêcher de confondre l'erreur, fille de l'ignorance, avec l'hérésie, fille de l'orgueil? — Car ils supposent que l'erreur se trompe de bonne foi et qu'il suffira de l'éclairer.

Ce n'est pas que je soupçonne les homéopathes de mauvaise foi ou de chercher à tromper volontairement. J'en connais. qui sont fort recommandables et dont j'estime infiniment le caractère ; mais ce que l'histoire et l'observation quotidienne de l'esprit humain forcent à admettre, c'est que des savants, profonds dans plusieurs autres connaissances, se sont laissé cependant séduire par des idées étranges et dangereuses, jusqu'à soutenir avec entêtement de faux systèmes et des opinions erronées.

Pourquoi donc ne serait-il pas permis de soupçonner

l'influence des illusions sur les partisans de la méthode homéopathique?

Je n'ai pas besoin d'annoncer quel intérêt j'ai dans ce parallèle ; le style de cet ouvrage ne le prouvera que trop. J'ose espérer toutefois qu'on me pardonnera d'avoir ébauché ce travail de haute philosophie médicale, qui, pour être bien traité, exigerait une triple condition , à savoir : des connaissances profondes et encyclopédiques ; une étude clinique suivie, laborieuse et étendue des maladies ; enfin et surtout, un esprit synthétique et généralisateur, aussi puissant pour faire un système qu'habile à trouver l'analogie.

DE L'HYPOCONDRIE

ET

DE LA MÉLANCOLIE.

CHAPITRE I.

Considérations générales. — Les plus grands rapports unissent l'hypocondrie avec la mélancolie : elles existent souvent ensemble, ce qui les rend très difficiles à distinguer.

L'hypocondrie est cette affection chronique, qui fait craindre la mort aux malades, avec tension spasmodique des diverses parties, flatuosités incommodes, *maux imaginaires.* N'est-il pas à regretter que l'une des affections les plus pénibles à supporter soit en même temps la plus révoquée en doute, même par l'illustre auteur de la *Nosographie philosophique?* Les douleurs sans nombre qu'elle impose, les perturbations qu'elle engendre dans l'être sensitif et intellectuel, ne doivent-

elles inspirer que la négation et le dédain? Singu-
lière philosophie, étrange médecine que celle-là !

Et quelles sont les natures les plus prédisposées
à cette maladie? ce sont les plus impressionnables,
les plus délicates, et généralement celles dont l'intelligence est le plus occupée, dont le développement est le plus marqué.

L'hypocondrie est une des affections communes
aux hommes de lettres. La biographie universelle
dépose en faveur de cette opinion bien vieille,
puisqu'elle remonte à Aristote. Que son siége soit
exclusivement dans le cerveau ou dans l'abdomen,
peu importe ! Toujours est-il qu'elle est caractérisée par une grande mobilité du système nerveux,
et qu'elle jette un crêpe lugubre sur la vie et les
ouvrages des hommes de génie, la plupart livrés
à cette maladie sans espoir de guérison.

Si tout ce qui pèse sur l'homme social réagit
sur sa constitution physique, sur son moral, avec
une activité presque toujours préjudiciable à son
bien-être, et si, chez l'homme civilisé, l'imagination centuple les causes et les effets des maladies,
quel effet ne doit-elle pas produire chez les individus qui ont en eux le principe moteur et progres-
sif de la civilisation, et qui concentrent leur existence dans l'exercice des facultés intellectuelles?

Car, dans eux, tout se réunit pour devenir cause instante de maladie : organisation délicate, sensibilité extrême, exaltation de cette même sensibilité, imagination tendue, forces du cerveau continuellement en action, etc. ; circonstances qui concourent à provoquer et à entretenir un état de surexcitation cérébrale, qui doit finir par produire de graves altérations. L'union de l'esprit et du corps est si forte, qu'on a de la peine à concevoir que l'un puisse agir sans que l'autre se ressente plus ou moins de son action, et il n'est besoin, pour comprendre les influences du travail de l'esprit sur la santé du corps, que de se rappeler : 1° que le cerveau est occupé pendant que l'on pense ; 2° que toute partie du corps qui est occupée se fatigue, et que si le travail dure longtemps, ses fonctions se dérangent ; 3° que les nerfs partent du cerveau, qui est l'organe de la pensée, et qu'on appelle le *sensorium commune ;* 4° que les nerfs sont les parties principales de la machine humaine ; qu'il n'y a aucune fonction à laquelle ils ne soient nécessaires, et que, leur action étant dérangée, toute l'économie animale s'en ressent. En se rappelant la haute importance des fonctions du cerveau, l'étendue de ses relations, l'énergie, la diversité de ses rapports sympathiques, on sentira

que, quand cet organe est épuisé par les travaux
de l'âme, il faut nécessairement que les nerfs souf-
frent, et que leur dérangement entraîne celui de
la santé et détruise enfin le tempérament, sans
qu'aucune autre cause étrangère y ait part ; alors
on ne s'étonnera plus de la variété, de la gravité
des maladies qu'entraîne son extrême et persévé-
rante excitation.

Il y a longtemps que l'on a remarqué combien
l'état des sciences est peu favorable à la santé du
corps, et Celse, après avoir averti les gens de lettres
du danger de leur vocation, leur a donné des conseils pour y remédier. Plutarque voulait que les
hommes adonnés aux travaux de l'esprit, fissent
non seulement usage des préceptes de la médecine, mais même qu'ils l'étudiassent. De nos jours,
Tissot et Léveillé, ne se bornant point à des conseils, ont décrit avec un véritable talent les diverses maladies particulières aux gens de lettres. Parmi ces divers états morbides, qui se manifestent
chez les hommes dont les travaux de l'intelligence
sont extrêmes, il est des effets particuliers de la
contention permanente de l'esprit. Ce sont ceux
qui doivent seuls nous occuper, parce qu'ils cons-
tituent des lésions du système nerveux, dont les
principales sont les affections du cerveau.

Ces affections présentent des nuances infinies et variées... Quelquefois les accidents sont subtils, instantanés, et font pour ainsi dire explosion, ainsi qu'on le voit dans les inflammations ou fièvres cérébrales ; dans d'autres circonstances, l'influence d'études opiniâtres ne détermine qu'à la longue de graves accidents. Ces divers modes se rencontrent jusque dans l'apoplexie, qui tue malheureusement tant de gens de lettres. Souvent, dans le dernier cas, se manifestent des symptômes précurseurs, dont ne tient compte le penseur, qui, entraîné par l'habitude, l'ardeur du travail, et ce bruit de célébrité qui retentit toujours dans l'imagination, continue d'exciter, d'étendre, de violenter son cerveau.

Quand on examine les prodiges que l'esprit humain a opérés dans les sciences et dans les arts, « peut-on regretter qu'il y ait des hommes assez » courageux pour sacrifier quelques jours de plus » de vaines jouissances à la séduisante illusion de » la gloire? »

« Je mourrai d'abord par le haut, » disait Switt, qui, en effet, fut atteint d'une sorte d'aliénation mentale. D'autres fois, la victime est frappée comme par un coup de foudre ; la mort est instantanée. C'est ainsi que mourut, le 10 mai 1694, à

2

l'âge de cinquante-deux ans, le célèbre La Bruyère. Le 18 juillet 1374, on trouva Pétrarque mort d'apoplexie dans sa bibliothèque, la tête renversée sur un livre. C'est par l'apoplexie qu'ont péri Daubenton, Spallangani, Monge, Cabanis et beaucoup d'hommes célèbres. Napoléon craignait extrêmement une mort semblable, et il demanda plusieurs fois des idées positives sur cette maladie à Corvisart, son médecin, qui devait, quelques années plus tard, être lui-même une des plus illustres victimes de l'apoplexie.

Rien de plus commun que les maux de tête, les délires, les assoupissements, les convulsions, les léthargies, les insomnies chez les hommes de lettres; quelquefois, immédiatement après des méditations et des veilles prolongées, l'action du cerveau est totalement suspendue; l'appareil nerveux éprouve une torpeur douloureuse; l'esprit est incapable de lier deux idées, et la pensée cesse de se manifester.

Zimmermann, Boerhaave ont eux-mêmes ressenti d'une manière évidente l'effet d'une trop forte contention d'esprit. Le dernier éprouva une insomnie qui eut une durée de six semaines; il était en même temps si indifférent que rien ne pouvait l'intéresser.

Il est peu d'hommes, de ceux qui exercent leur intelligence, qui ne connaissent ce sommeil inquiet qui succède au travail, et qui est accompagné d'un tintement incommode, de tension et de pesanteur de tête. Il est évident qu'une aussi profonde hébétation du système sensitif étant répétée, doit être une des causes les plus destructives de la santé. Si un premier degré d'irritation du cerveau suffit pour produire l'insomnie, une irritation plus forte doit produire des convulsions, les maladies soporeuses; et si l'irritation est portée à un plus haut degré, elle aura pour conséquence l'apoplexie. L'épilepsie est aussi un des résultats funestes d'une forte contention de l'esprit.

Enfin, nous citerons les palpitations comme étant la suite des affections vives de l'esprit. Mallebranche fut saisi d'une palpitation violente en lisant l'*Homme* de Descartes; et Tissot a connu un professeur de rhétorique à Paris, qui se trouvait mal à la lecture des beaux endroits d'Homère.

C'est le triste apanage de ces existences brillantes d'être livrées à une continuelle fascination de terreur, à la défiance, à la tristesse, à l'abattement et au découragement le plus absolu. On ne peut mieux faire comprendre tout ce qu'a de malheureux un pareil état de l'esprit, qu'en rapportant

les paroles de Lichtemberg, qui était atteint de
cette maladie : « Mon hypocondrie, dit-il, est
» proprement la faculté d'extraire, pour mon
» propre usage, la plus grande quantité possible
» de poison de chaque événement de la vie... Je
» me suis souvent désolé de n'avoir pas éternué
» trois fois de suite depuis vingt ans... Pusilla-
» nimité est le véritable nom de ma maladie;
» mais comment en guérit-on? Ah! si je pouvais
» prendre une bonne fois la résolution de me bien
» porter! »

Il y a beaucoup de sens dans ces paroles légè-
res, car quel est l'homme qui regarde en arrière
l'histoire de sa vie depuis huit jours, et qui n'y
trouve pas du chagrin, de la crainte ou de la
colère?

L'hypocondrie dégénère souvent en mélancolie, dont elle a été regardée comme le premier
degré par plusieurs auteurs.

On a raison d'appeler la mélancolie maladie de
la civilisation et de l'homme moral; car elle n'est
nulle part aussi fréquente que chez les nations ci-
vilisées, et parmi celles-ci, dans cette classe d'individus qui sont les vrais représentants de la civilisation la plus avancée.

Il suffit de savoir que cette maladie est caractérisée par une idée fixe, qui ordinairement enivre l'âme et s'en empare ; que le principe sentant, plongé dans l'absorption de cette pensée dominante, la poursuit jusqu'à un dernier terme, pour comprendre qu'une pareille affection doit attaquer principalement les hommes dont l'esprit, s'exerçant continuellement à la recherche de quelque grande vérité ou de quelque brillante découverte, sait atteindre les dernières limites de la pensée humaine et aime à planer dans les hautes régions de l'intelligence.

Nous aurons beau nous débattre contre la tristesse, s'écriait dernièrement M. Paul de Molènes, notre siècle est celui de Werther, de Manfred et de Réné. Qui dira le contraire mentira. Pas de cœur qui, depuis tantôt soixante ans, ne naisse avec cette mystérieuse maladie qu'on appelle l'ennui, l'inquiétude, le spleen. Partout, enfin, on entend le cri de la douleur, et c'est ce qu'une femme d'esprit a parfaitement exprimé en disant : « L'âme humaine est un clavier où résonnent toutes les émotions ; mais la joie n'y rend qu'un son rapide, sans écho et bien vite oublié, tandis que la douleur y laisse une vibration profonde et éternelle. »

La mélancolie est une affection qui ne contrarie

en rien, du reste, les actes de la vie, et qui même pourrait s'y accommoder d'autant mieux, que cette espèce d'affection contemplative, d'abandon de soi-même, porte à supporter avec plus de résignation les inconvénients et les déplaisirs du moment. Le mélancolique s'est tellement fait une habitude de la souffrance qui n'existe que moralement chez lui, qu'un plaisir, qu'un événement heureux ne le touchent pas, parce qu'il y trouve toujours un mauvais côté qui tôt ou tard devra, d'après ses idées, lui faire payer avec usure la joie qu'il en aurait éprouvée. Si c'est un chagrin, une perte sensible qui le frappent, pourquoi se désolerait-il? N'a-t-il pas, depuis longtemps, prévu pour lui toutes sortes de malheurs? Ils surviennent quand il pourrait déjà les oublier, tant il s'en est occupé d'avance.

Si l'on voit le mélancolique rechercher la solitude, ce n'est pas pour fuir les hommes, c'est pour descendre en lui-même, à son aise et sans témoins importuns ; c'est pour accuser le sort de son injustice, sans se soucier si ses plaintes sont fondées ou non, car la plupart du temps il lui faut bien peu de chose pour se désoler. Il porte en tous lieux un visage abattu ; sa démarche est celle d'un homme souffrant ; ses mouvements sont lents, et.

quoiqu'il n'offre l'apparence d'aucun mal intérieur, on peut cependant s'apercevoir qu'il a en
lui des signes tendant à prouver que sa santé est
détériorée et que son économie a perdu ses res-
sorts habituels. En effet, qu'il soit soumis à l'examen médical, on reconnaîtra presque toujours
chez lui l'irritation de quelque organe important.
Le pouls est petit, le teint pâle, la peau généralement décolorée ; la langue est rouge sur les bords ;
d'autres fois une toux sèche signale une affection
de poitrine, et cette cause est une de celles qui, en
faisant naître la mélancolie, disposent surtout au
suicide ceux qui en sont atteints. Elle reconnaît
encore pour causes un délire exclusif sur un objet,
une passion forte et poussée à l'excès.

Il n'en est pas de même de l'hypocondrie, que
les anciens appelaient humeur noire ou atrabile,
et qu'ils attribuaient à la bile. L'hypocondrie se
décèle chez celui qui en est atteint par tous les
symptômes que nous avons reconnus dans la mélancolie, mais plus forts, plus violents, puisque
cette maladie est presque un principe d'aliénation
mentale. L'hypocondriaque est misanthrope, chagrin, bourru, ne peut vivre en paix avec personne : il a le genre humain en horreur ; il vou-
drait vivre seul au milieu des forêts. Il éprouve

des hallucinations, des vertiges, et se crée des images fantastiques. Tous les hommes sont ses ennemis, et il les enveloppe tous dans l'anathème qu'il lance contre eux. D'autres fois, l'hypocondriaque est un homme aux mœurs douces, mais il est malheureux ; un démon s'est attaché à lui nuire, rien ne lui réussit, les choses les plus simples et les plus ordinaires de la vie se compliquent pour lui, rien ne se trouve jamais en harmonie avec ses idées. N'est-ce pas une affection bizarre que celle-ci, qui offre les symptômes les plus incohérents, quelquefois les plus graves en apparence, avec une santé parfaite ? L'hypocondriaque se croit toujours sérieusement malade, et si certain d'une dissolution prochaine, qu'on en a vu qui, non contents de faire leurs dispositions testamentaires, s'occupaient encore de celles qui ne devaient regarder que leurs héritiers.

Toutes les passions tristes se rattachent à ces affections ; elles traînent à leur suite la jalousie, l'envie, la haine, qui donnent naissance aux crimes nombreux qui désolent la société. L'homme qui se rend coupable d'un crime n'est pas toujours aussi criminel qu'on le croit ; il est rare qu'il ne porte pas en lui le germe de sa dépravation, germe qui dépend de causes physiques organiques. Ceci est une grave question qu'il ne faudrait peut-être pas soulever sans la résoudre ; je vais essayer d'appuyer cette assertion de quelques raisonnements.

Souvent il arrive qu'un homme, accusé de quelque grand crime, en commet un second sous les yeux mêmes de la justice; n'est-ce pas là une action qui oblige à le séquestrer de la société, en en purgeant un monstre? Cependant, l'avocat qui le défend invoque en sa faveur l'aliénation mentale, et je crois que dans tous les cas de meurtre, même avec préméditation, on devrait l'invoquer. Dès qu'il y a meurtre, il y a monomanie homicide. Les combats qu'il lui a fallu se livrer pour arriver jusque-là, l'idée fixe qui l'y portait, la crainte du supplice qui devait l'en détourner, ont dû arrêter le développement d'autres idées et l'empêcher de prévoir les affreuses suites du forfait. Il ne calcule pas s'il restera ou non impuni ; une fois que le crime a été résolu, rien n'arrêtera son exécution. Peut-on croire que cet homme ait agi de sang-froid? Ne lui a-t-il pas fallu une surexcitation insolite pour le faire ainsi sortir des sentiers battus de la vie habituelle? Pour l'accoutumer au meurtre, où aurait-il trouvé des modèles sanglants? C'est son propre cerveau qui a élucubré d'infernales idées, et qui a conduit sa main, agent passif d'un centre phlogosé.

Les affections de l'âme sont très souvent les causes de la mélancolie : quand elles sont modérées, elles ne portent aucune atteinte à la santé, et favorisent la libre circulation des forces ; mais elles se ressemblent toutes quand elles sont portées à l'excès.

On a dit que le chagrin vaut mieux que l'ennui ; c'est un triste mot, malheureusement vrai. Une âme bien née trouve contre le chagrin, quel qu'il soit, de l'énergie et du courage ; une grande douleur est souvent un grand bien. L'ennui, au contraire, ronge et détruit l'homme ; l'esprit s'engourdit, le corps reste immobile, et la pensée flotte au hasard. N'avoir plus de raison de vivre est un état pire que la mort. Quand la prudence, la raison ou l'intérêt s'opposent à une passion, il est facile au premier venu de blâmer justement celui que cette passion entraîne. Les arguments abondent sur ces sortes de sujets, et, bon gré mal gré, il faut qu'on s'y rende. Mais, quand le sacrifice est fait, quand la raison et la prudence sont satisfaites, quel philosophe ou quel sophiste n'est au bout de ses arguments ? Que répondre à l'homme qui vous dit : «J'ai suivi vos conseils, mais j'ai tout perdu ; j'ai agi sagement, mais je souffre ? »

Combien de jeunes gens que les commotions sociales ont arrachés à la destinée que l'éducation leur avait préparée, et qui, jetés tout à coup dans les orages de l'ambition politique, dans les illusions des triomphes littéraires, n'ont trouvé que dans les maisons d'aliénés les grandeurs qu'ils avaient si imprudemment rêvées ! Combien qui n'ont espéré et cherché le repos que dans le suicide !

Pourquoi s'étonner si ceux qui ont perdu les joies présentes, les espérances de l'avenir, ne résistent plus que faiblement aux atteintes de la douleur et accusent alors, dans leur frénésie, leur cruelle destinée ? Pourquoi s'étonner si, dans leur égarement, ils commettent des actions terribles qui ne semblent ajouter que le crime au malheur ?

Hélas ! le cœur qui saigne intérieurement n'a rien à redouter des blessures du dehors ; celui qui tombe du faîte du bonheur s'inquiète peu dans quel abîme il roule !

Montesquieu nous apprend, dans le passage suivant, combien les Romains étaient arrivés moralement sous ce rapport à la plus profonde dissolution, alors que matériellement ils avaient atteint le plus haut point de puissance et de richesses :

« On peut donner, dit-il, plusieurs causes de cette coutume si générale des Romains de se donner la mort : le progrès de la secte stoïque, qui y encourageait ; l'établissement des triomphes et de l'esclavage, qui firent penser à plusieurs grands hommes qu'il ne fallait pas survivre à une défaite ; l'avantage que les accusés avaient de se donner la mort plutôt que de subir un jugement par lequel leur mémoire devait être flétrie et leurs biens confisqués ; une espèce de point d'honneur, peut-être plus raisonnable que celui qui nous porte aujourd'hui à égorger notre ami pour un geste ou pour une parole ; enfin une grande commodité pour l'héroïsme, chacun faisant finir la pièce qu'il jouait dans le monde, à l'endroit où il voulait.

» On pourrait ajouter une grande facilité dans l'exécution : l'âme, tout occupée de l'action qu'elle va faire, du motif qui la détermine, du péril qu'elle va éviter, ne voit point proprement la mort, parce que la passion fait sentir, et jamais voir.

» L'amour-propre, l'amour de notre conservation se transforme en tant de manières, et agit par des principes si contraires, qu'il nous porte à sacrifier notre être pour l'amour de notre être ; et tel est le cas que nous faisons de nous-mêmes, que nous consentons à cesser de vivre par un instinct naturel et obscur qui fait que nous nous aimons plus que notre vie même. » (Montesquieu, *Grandeur et Décadence des Romains*).

C'est là que se cache le sophisme.

S'il en était ainsi, toutes les notions que nous avons sur la nature de notre être seraient bouleversées de fond en comble ; car si la volonté tue le corps, qui tuera la volonté? . . . En admettant que l'opinion de la plupart de ceux qui commettent ce crime de disposer de leur vie est qu'ils vont être complétement anéantis, un auteur chrétien n'hésite pas à répondre que ce n'est qu'une illusion de leur esprit malade, qui leur fait confondre la cessation de cette misérable vie avec l'anéantissement de toute vie, et qui est démentie au fond par le sentiment même qui les porte à chercher par cette issue l'affranchissement et le repos.

Ce dernier aperçu a bien quelque poids, puisque tous les apologistes du christianisme l'ont allégué, sans excepter saint Augustin.

Ainsi tout dans le phénomène complexe du suicide, jusqu'au sentiment de celui même qui, en le commettant, pense s'anéantir, explique la survivance de l'âme.

Comment ne pas conclure, en même temps, qu'une notion si universelle est nécessairement naturelle, et dès-lors vraie?

Descendons enfin du terrain des idées sur celui des faits ; et pour confirmer cette vérité, prouvons que dans les temps modernes, sur aucun point du globe, elle n'a trouvé un démenti.

Le suicide est inconnu dans les climats chauds, si les peuples qui habitent ces climats possèdent la doctrine du fatalisme; il est fréquent dans ces mêmes climats, si les peuples qui les habitent possèdent la doctrine du renoncement mystique. L'aspect des monomanies homicides, si fréquentes en Angleterre, à la fin du dernier siècle, fit succéder les brouillards épais aux climats chauds, dans l'étiologie de cette maladie. Aujourd'hui que, depuis 1830, plus de vingt mille suicides ont eu lieu en France, on commence à en accuser les influences sociales. On sait que, depuis la réforme introduite dans les institutions et dans les coutumes de l'empire Ottoman par le dernier Sultan, depuis surtout la prise d'Andrinople par les Russes, en 1828, les suicides qui y étaient extrêmement rares, s'y produisent avec une intensité croissante. Ce serait un problème fort important à résoudre, que d'assigner l'influence des événements politiques sur la physiologie des peuples. Comme les altérations morales dans l'individu provoquent toujours des altérations physiques, l'analogie autorise à penser que les secousses politiques doivent produire des changements dans la constitution physique des nations.

Aussi souscrivons-nous bien volontiers à ce principe que les suicides à certaines époques s'expliquent par le trouble jeté dans les idées, dans les croyances, sous l'influence des réformes sociales ou des malheurs publics qui ébranlent les conditions et les fortunes; car tous veulent leur part de cette éducation, de ce bien-être, de ce développement de toutes les facultés que nous décorons du nom de civilisation. Mais ne serait-ce pas la plus fondamentale des erreurs, que d'admettre avec le profond Montesquieu que: «Il est certain que les hommes sont devenus moins libres, moins courageux, moins portés aux grandes entreprises, qu'ils n'étaient lorsque, par cette puissance qu'on prenait sur soi-même, on pouvait à tous les instants échapper à toute autre puissance.»

Pour nous, qui ne goûtons pas cette sentence que Voltaire a subsituée à la morale: «La religion n'a plus d'intérêt que pour les prêtres et les vieilles bégueules,» nous opposerons à cette appréciation de l'école philosophique du dernier siècle la loi chré-

tienne, qui, posant en principe l'égalité religieuse
et morale, adoucit sous le niveau de la charité ce
qu'il y a de choquant, d'inhumain dans les inéga-
lités naturelles et acquises, et transforme les hommes du pouvoir, de la science, de la richesse, en
tuteurs bienfaisants des classes inférieures.

Montesquieu a donc pu subir le sort de tous les
esprits grands et vigoureux, qui ont le malheur
d'enrégimenter toutes les vérités sous la bannière
de la plus fondamentale des erreurs.

Pour compléter les données sur les affections de
l'âme, nous devons faire remarquer que la joie,
de même que la douleur, compte ses martyrs et
ses victimes. Il semble, au premier coup d'œil, que
les passions agréables doivent être exclues du nombre de celles qui peuvent engendrer la mélancolie ;
mais les passions vives ont toutes le même effet,
qui est de concentrer les forces dans l'épigastre.
L'amour, qui est l'âme de la vie et qui semble ne
devoir offrir que des jouissances à ceux qui l'é-
prouvent, est très souvent suivi de la mélancolie.

O vingt ans ! âge facile à vivre, où tout espoir
est doux ; beau printemps, où l'amour a des palpitations de bonheur qui font pleurer, si puissantes
qu'elles battent encore dans le souvenir, longtemps
après que le cœur est glacé ; ô jeune cœur, c'est

une de tes émotions que je voudrais tracer, car chez un jeune homme l'amour se repaît de dévouement ! Pourquoi faut-il que nous vivions tous pour vieillir et pour voir les déceptions envahir chacune de nos joies ? Heureux ceux chez lesquels le besoin d'aimer a survécu à la faculté de croire, et qui n'ont pas peur des trahisons ! Eux seuls boivent la coupe d'Alexandre et risquent leur vie pour conquérir une seule amitié parfaite, car s'attacher à une femme vertueuse qu'on aime et qu'on respecte, c'est, selon moi, le comble du bonheur ?

Si l'on voulait examiner l'influence de chacune des passions tristes sur l'économie animale, on aurait un tableau fidèle de l'action des passions considérées comme cause de la mélancolie. Réfléchissons aux douloureuses vicissitudes qui ont lieu lorsque des désirs longtemps conservés et ranimés par l'espérance, sont tout-à-coup transformés en amères déceptions, en émotions de crainte et de désespoir. Réfléchissons, par exemple, aux douleurs de l'amour-propre humilié qui suivent les désirs scientifiques longtemps caressés sous forme d'hypothèses, lorsque la vérification, regardée comme assurée, vient tout-à-coup à faillir en présence de faits contradictoires, positifs et certains. Réfléchissons aux diverses impressions affectives,

désignées sous le nom de remords, qui viennent at-
tester une opposition entre deux faits d'innervation,
dont l'un résulte du désir d'accomplir un devoir,
et l'autre du désir d'accorder une satisfaction à
l'égoïsme. Réfléchissons, en un mot, à tout ce
qui a lieu dans les émotions différentes qui résultent des désirs impuissants, émotions dont l'expression extérieure, la physionomie, le regard,
l'attitude, trahissent aux yeux de l'observateur la
nature et l'intensité. C'est dans les troubles profonds, occasionnés par des faits opposés et d'innervation, que se trouve la raison physiologique de
ces mouvements d'égarement désignés sous le
nom de colère, d'impatience; de toutes ces émotions appelées, suivant les circonstances, envie,
jalousie, regrets, crainte, déceptions, découragement, remords, honte, désespoir... L'influence
des sensations sur les sentiments une fois recon-
nue, l'influence réciproque des sentiments sur les
sensations doit l'être aussi. La nier dans ce cas,
c'est la nier dans les deux.

Par une conséquence inévitable de ce fait, nous
devons trouver la monomanie très commune chez
les savants; car cette maladie n'est que le dernier
degré de l'état mental que nous venons de dé-
crire, ou, en d'autres termes, le despotisme absolu

d'une idée fortement fixée dans l'imagination, et qui absorbe toutes les autres pensées, ou du moins en rompt l'harmonie. De là, les illusions, les hallucinations, les fantômes, les images décevantes qui trompent sans cesse l'esprit des infortunés monomaniaques.

Malheureusement, chez les hommes instruits il reste un fond de regrets, de souvenirs, qui aggrave leur état par la conscience qu'ils en ont ; l'empire des facultés intellectuelles existant toujours, quoique à un moindre degré, leur fait un horrible supplice de ne pouvoir remédier au désordre de leur esprit et rétablir l'harmonie de la puissance sensitive. C'est ainsi que Pascal voyait toujours un abîme à côté de lui ; que le Tasse entendait des voix qui lui traduisaient ses propres pensées dans un cabanon de l'hôpital Sainte-Anne, et qu'un grand nombre d'hommes illustres ont été tourmentés pendant toute leur vie par des hallucinations et des images effrayantes.

Conclusion. — Je crois avoir démontré que les travaux littéraires opiniâtres et assidus déterminent au plus haut degré la constitution nerveuse et les affections fréquentes du système sensitif ; je dois ajouter à cela que, pour le malheur des hommes adonnés aux travaux de l'esprit, plus les maladies nerveuses sont fréquentes, plus cette constitution acquise augmente d'intensité, c'est-à-dire que les forces sensitives acquièrent en activité ce que perdent les forces motrices.

Après une maladie grave, la sensibilité devient plus vive, le corps plus impressionnable ; la force de résistance vitale baisse

Mirabeau nous offre un exemple frappant de cette vérité. Personne assurément ne reçut de la nature un corps plus vigoureux que lui ; eh bien ! par l'effet des maladies, ses forces musculaires s'étaient, pour ainsi dire, anéanties ; l'homme le plus robuste était devenu susceptible d'être remué par les plus faibles impressions ; les muscles restaient toujours ceux d'un Hercule pour le volume, les nerfs étaient presque ceux d'une femme délicate et vaporeuse. Quand on est parvenu à ce point d'irritabilité et de faiblesse tout à la fois, il est aisé de présumer ce que deviennent la santé, l'existence et le bonheur.

CHAPITRE II.

Thérapeutique. — Avant d'exposer les moyens de guérison à employer dans les maladies nerveuses qui dépendent d'une lésion des fonctions cérébrales, il est besoin d'examiner le mécanisme de la formation de celles-ci, et comment agissent les secours qu'on y apporte.

C'est principalement dans les affections nerveuses qu'il faut rechercher la cause d'une infinité de maladies. « Le plaisir et la douleur, dit Locke, sont les pivots sur lesquels roulent toutes nos passions. » Il n'entre pas dans notre sujet de rechercher quel est le siége des passions, nous nous bornerons à quelques considérations sur leurs effets.

Toute maladie produite par la seule puissance

du moral peut s'expliquer de la manière suivante :
Ce dernier, n'étant pas dans toutes les conditions
d'intégrité et d'égalité nécessaires, ne peut fonc-
tionner aussi convenablement qu'il est besoin ; de là
cet afflux d'esprits vitaux dans une partie quelcon-
que du corps, lesquels, excitant celle-ci outre mesure, y font naître une affection inflammatoire ; de
là aussi ce délaissement de certains organes du
corps, par le même stimulant vital, produisant,
dans ceux qui y sont soumis, un effet opposé au
premier, la paralysie.

Dans ces nombreuses affections, il y a donc tantôt accroissement, tantôt diminution d'excitabilité
et de sensibilité.

On a rangé dans cette classe des maladies qui
ne sont nullement nerveuses. Un grand nombre
d'entre elles sont des phlegmasies qui se compliquent d'accidents nerveux. Vouloir traiter celles-ci
par les toniques fixes ou diffusibles, serait les exas-
pérer. Quant à la guérison de certaines affections
morales ou physiques par une secousse morale,
il me semble qu'elle est due à une sorte de révolu-
tion.

C'est par le côté moral non moins que par le
côté physique, que l'hypocondrie doit fixer l'attention du médecin. Ceci n'offre peut-être en soi-

même rien de bien nouveau, mais il en ressort cependant cette opinion : qu'on est quelquefois bien inspiré de s'écarter des préceptes les plus accrédités, et qu'il ne doit y avoir rien d'absolu en médecine pour quiconque admet qu'il y a de toute nécessité, dans l'organisme vivant, autre chose que le corps matériel. C'est sur ce point que les doctrines des mécaniciens qui attribuent tout à l'action des excitants, nous paraissent s'éloigner autant de la vérité, que celles des organicistes qui, voulant trouver au bout du scalpel la solution complète de tout problème, nient l'existence du principe vital organique qui, avec le corps et l'âme pensante et agissante, complète la trinité vitale. Questions importantes qu'on ne peut élucider qu'en tenant compte de toutes les connaissances, de toutes les découvertes modernes.

Maintenant, si l'on admet que l'influx nerveux créé par l'encéphale porte dans toutes les parties où il se distribue l'excitation qui leur est nécessaire ; si l'on se rappelle l'axiome : *Ubi stimulus, ibi fluxus,* on comprendra que, dans l'état de maladie d'un organe, l'influx nerveux étant trop abondant puisqu'il manifeste sa présence par la douleur, il soit utile de le détourner de cet organe, afin qu'il puisse y avoir cessation de l'excitation morbide.

De l'Électricité. — Nous sommes porté à penser, sans toutefois vouloir donner ceci comme une croyance bien arrêtée, que les fluides électrique, galvanique, magnétique et nerveux, la lumière et le calorique ne sont qu'un seul et même corps qui se traduit à nos sens sous une forme plus ou moins variée. Il ne peut entrer dans notre sujet de nous livrer sur ce point à des discussions scientifiques; nous ne pouvons qu'indiquer sommairement ce qui nous conduit à penser ainsi. D'abord, la lumière en se manifestant s'accompagne toujours d'une augmentation plus ou moins sensible de calorique; aussi un savant n'a-t-il pas cru pouvoir mieux définir la flamme, qu'en disant d'elle que c'est une matière gazeuse, chauffée jusqu'au point d'être lumineuse; et des découvertes physiques apprennent que tous les corps portés à une température de cinq cents degrés demeurent lumineux, etc... En voilà bien assez, sans que besoin soit de multiplier des citations, pour établir incontestablement une analogie frappante entre ces deux fluides, et de là à l'identité, il n'y a pas loin... Il nous semble qu'on peut admettre cette identité sans trop de répugnance, et regarder la différence qui paraît séparer ces deux agents, comme tenant à une manière particulière à chacun d'eux de se traduire à nos sens, bien que ceci mérite certainement une démonstration plus rigoureuse.

Maintenant, le fluide électrique est-il d'une nature particulière, ou bien, comme les deux agents que nous venons d'examiner, peut-il être regardé avec eux comme une simple manière d'être d'un principe unique ?

Cette force merveilleuse, à la fois principe de décomposition et puissance d'agrégation, qui agit sans cesse autour de nous sans se laisser voir ni saisir, que nous portons en nous-mêmes sans bien la compendre, l'électricité est-elle une substance *sui generis*, un impondérable, comme disent les chimistes, ou bien n'est-ce qu'une modification de la matière et une des lois de la nature ? Voilà, suivant l'expression de M. Baudrimont (*Traité de Chimie*, volume I, page 244), des difficultés accablantes.

On n'avancera pas vers une solution en appelant l'électricité une force ou une propriété des corps. Il resterait toujours à expliquer les causes de cette mystérieuse connexion entre les phénomènes produits par la chaleur, la lumière et l'électricité.

En attendant que la science ait été interroger la nature jusques au fond de son sanctuaire, et que quelque nouveau Prométhée vienne nous révéler le secret de ce feu quasi-divin, qui, dans ses triples attributs, semble le principe de vie des corps animés, nous nous bornerons à envisager les effets électriques dans leurs rapports avec l'organisme humain.

L'Electro-magnétisme considéré comme agent thérapeutique. — Voilà près d'un siècle que l'on a eu l'idée d'appliquer l'électricité à la guérison des maladies. La machine électrique a été tour à tour célébrée comme moyen énergique de rétablir presque instantanément toutes les fonctions vitales, et combattue dans ses effets thérapeutiques qui ont été tantôt niés, tantôt considérés comme trop puissants ; enfin, comme tant d'autres médicaments, l'électricité est aujourd'hui négligée du plus grand nombre des médecins qui ne l'appliquent, pour ainsi dire, qu'en désespoir de cause, et lorsque l'on a épuisé tous les moyens rationnels indiqués par l'art médical.

Si l'on examine les causes de cet enthousiasme et de ce discrédit, peut-être ne sera-t-il pas difficile de démontrer que les inconvénients de l'électricité, comme moyen thérapeutique, tiennent en partie au choix des appareils dont on s'est servi jusqu'ici.

Inconvénients des appareils électriques ordinaires. — La machine électrique proprement dite, la bouteille de Leyde, les électrophores, la pile électro-voltaïque, etc., agissent, en produisant une forte secousse dans notre organisme ; ce qui est démontré par la sensation générale qui accompagne l'étincelle électrique, de quelque partie du corps qu'on la tire. Le bain électrique n'agit pas d'une manière beaucoup plus simultanée ; en effet, dans ce mode d'électrisation, on reçoit par un seul point le fluide, qui se répand ensuite plus ou moins rapidement dans tout le reste du système. Ce n'est pas ainsi que procède la nature, quand elle fait agir l'électricité sur nos organes ; à moins cependant qu'elle ne veuille nous détruire par cette puissante étincelle qu'on appelle la foudre : mais c'est une exception, Dieu merci, assez rare depuis que Jupiter a été détrôné et que Franklin nous a appris l'usage du paratonnerre. En thèse générale, nous sommes électrisés naturellement et sans nous en apercevoir, par le contact de la colonne d'air qui nous environne ; et, si quelquefois nous éprouvons certains fâcheux symptômes par des circonstances atmosphériques exceptionnelles, c'est qu'il y a surabondance d'électricité, et que ces phénomènes extérieurs ont troublé notre équilibre électrique.

Il y a là une indication dont la science médicale peut profiter. C'est que beaucoup de perturbations organiques étant produites par un dérangement dans l'équilibre entre deux électricités, le moyen le plus rationnel d'y remédier serait de chercher à rétablir l'équilibre.

Les médecins emploient assez généralement, avec succès, l'électricité par secousse, quand il s'agit de combattre :

1° Certaines atrophies musculaires soit locales, soit générales, soit progressives ; 2° certains engourdissements semi-paralytiques des extrémités, qui sont souvent des symptômes précurseurs de paralysie progressive ; 3° les paralysies du mouvement et du sentiment, ou de l'un et de l'autre. Il faut noter, ainsi que le fait observer M. Sandras, que dans les paralysies d'apparence fixe et d'origine hystérique, les paralysies périphériques de forme progressive, on a de grandes présomptions que l'électricité bien employée et appliquée avec persévérance, améliorera l'état local ou même le guérira ; 4° les contractions chroniques dues à des affections nerveuses ; 5° certaines contractions toniques irrégulières ; 6° l'amaurose, que les oculistes appellent torpide ; 7° la cophose, ou surdité sans matière.

Mais il est douteux que les commotions électriques puissent être utiles, quand il s'agira de fortifier et de soutenir l'énergie du *principe vital*; car nous savons que la nature n'agit jamais par secousses.

Arrêtons-nous un instant sur l'effet électrique de certaines substances médicamenteuses.

Action électrique des sels et des acides. — On pourrait d'abord se demander, si les potions alcalines ou acidules agissent électriquement sur nos organes? L'affirmative paraît incontestable, si l'on réfléchit sur les facultés électriques dont sont doués nos principaux organes, et si l'on jette un regard sur l'action d'un appareil voltaïque, muni de ses dissolutions stimulantes. Enfin, pour dernière preuve, qu'on se rappelle comment on réveille la faculté de contraction sur les muscles soumis à l'action de la pile voltaïque. N'est-ce pas en les imbibant tantôt de dissolutions alcalines, tantôt d'acides étendus? D'où il résulte que l'un des moyens d'agir électriquement sur l'organisme est d'administrer, avec prudence, les préparations alcalines, quelquefois même les acides.

Frictions huileuses. — Des préparations de la nature de celles que nous venons d'indiquer seront donc le premier moyen à employer pour développer, sans secousse brusque, l'intensité électrique du principe vital. On pourra ensuite les combiner avec les frictions huileuses et balsamiques, dont l'effet, principalement électrique aussi, se rattache à un autre mode de phénomènes, au maintien de l'équilibre entre les deux électricités. Les modernes négligent trop ces frictions, dont l'usage était général chez les anciens.

Il paraît incontestable qu'elles fortifient les organes, et préviennent les maladies par refroidissement, si communes malgré les précautions pour se défendre des intempéries des saisons.

Substances métalliques. —Un mot des métaux, considérés thérapeutiquement.

Il est évident que leur action est entièrement électrique. Il ne faut donc pas s'étonner si cette action est énergique et peut être mieux régularisée, en basant leur application sur leurs propriétés électriques. C'est ainsi que l'on pourrait expliquer les effets tantôt trop vantés et tantôt trop méprisés des ceintures, plaques et bagues magnétiques; c'est aussi probablement la cause de la grande énergie des sels métalliques.

Electrisations naturelles. — Venons maintenant à l'examen des principaux effets produits sur notre organisation par les phénomènes électriques naturels.

Les plus fréquents sont ceux qui résultent des influences atmosphériques.

Chacun a éprouvé ces impressions de lassitude et de langueur, qui accompagnent presque toujours un temps humide ou orageux, et celles entièrement opposées qui suivent un temps sec. On ressent les unes par les vents du Sud et de l'Ouest, les autres par les vents du Nord et de l'Est; et ces vents sont bienfaisants ou fatigants pour l'homme, suivant qu'il habite les pays froids ou les pays chauds.

L'air froid ne convient nullement aux mélancoliques, parce qu'il augmente la concentration des forces et trouble les fonctions du cerveau. Une température modérée, sans prédominance de la sécheresse ni de l'humidité, leur est des plus salutaire.

Les saisons les plus convenables aux mélancoliques sont le printemps et l'été; l'automne leur est très nuisible, ainsi que l'hiver, par rapport à l'inégalité de la température et au froid qui règne. N'en est-ce pas assez pour démontrer que les circonstances atmosphériques ont une action électrique ?

Mais cette influence est-elle causée par une électrisation en excès, ou par une trop grande déperdition de notre propre électricité, ou bien enfin n'est-elle qu'un dérangement d'équilibre entre l'électricité de nos organes et celle de l'atmosphère qui nous entoure?

Ces conjectures ont fourni la matière de beaucoup d'expériences ingénieuses; elles ont produit de savantes dissertations, et elles ne sont pas encore entièrement éclaircies. Cependant, il y a dans ce que nous connaissons sur l'électricité assez de faits pour nous conduire, si ce n'est à une théorie exacte, au moins à des applications utiles.

Examinons, par exemple, l'effet que produit sur notre organisme une atmosphère humide, un vent du Sud ou de l'Ouest. Les personnes délicates se plaignent de maux de nerfs, et tout le monde éprouve une sensation de langueur et de lassitude. On pourrait dire que, puisque ces symptômes sont identiques à ceux que nous ressentons après des mouvements violents ou prolongés, qui occasionnent une grande déperdition de notre électricité, la cause doit être la même. On pourrait aussi supposer que notre électricité positive ayant été soutirée par l'atmosphère, il ne nous reste qu'un excès d'électricité négative; mais qu'importent ces conjectures? Ne nous suffit-il pas de savoir que le dérangement, quel qu'il soit, est produit par le contact de nos organes avec l'atmosphère, qui se trouve dans des conditions électriques mauvaises pour nous? De ce fait incontestable résulte une conséquence très logique, c'est qu'il suffira, pour rétablir l'équilibre, d'interposer entre l'atmosphère et nous un autre corps dans de bonnes conditions électriques. Il faudra d'abord faire attention à la nature des vêtements, recourir souvent aux bains alcalins, aux boissons légèrement acidulées, et surtout aux frictions huileuses, dont tous les peuples des pays chauds ont l'instinct. On prédisposera toujours le corps à résister aux influences atmosphériques, en fortifiant d'avance les organes. Les habitants du Nord s'endurcissent de bonne heure contre l'action du froid, par des lotions d'eau glacée et des frictions de neige. Les peuples des pays intertropicaux accoutument de même leurs enfants à résister aux influences du simoun et de la chaleur humide, en les exposant à l'ardeur du soleil : électrisation naturelle et puissante.

Le même ordre de raisonnements s'applique à l'action des vents du Nord et de l'Est dans les pays froids. Les vents exercent non-seulement leur influence sur le physique de l'homme, mais ils agissent encore sur le moral. Les mélancoliques doivent éviter les vents du Nord, à cause de leur froideur ; le vent d'Est, et surtout celui du matin, leur est plus convenable par sa pureté et sa fraîcheur. On remarque qu'il donne de la gaîté, de la légèreté, et qu'il dispose aux travaux de l'esprit. L'air du soir ne convient pas aux mélancoliques.

Il est des climats qui, par leur nature, sont très propres à engendrer la mélancolie. L'Angleterre en fournit des exemples. Ce pays, offrant les objets revêtus d'une teinte monotone et sombre, la lumière solaire étant moins brillante et ne s'apercevant souvent qu'au travers d'épais brouillards, il résulte que l'action du froid tend à concentrer le principe électrique, frappe de spasme l'organe extérieur et par suite le cerveau : voilà sans doute pourquoi l'on y observe le penchant au suicide. D'où résulte l'utilité, dans les pays du Nord, des bains de vapeur, des frictions, et surtout d'aller habiter une autre contrée. Dans les climats chauds et dans les saisons caniculaires, la quantité d'acide carbonique excrétée par les poumons est moindre qu'en hiver ; la sécrétion biliaire est plus abondante, la sensibilité est exaltée, et les facultés intellectuelles sont souvent en délire ; aussi les mélancoliques doivent passer dans un climat tempéré : il en est de même pour ceux qui se trouvent exposés continuellement à des changements subits de température.

En s'appuyant sur ces bases, on peut trouver des enseignements dans les faits suivants : Les hommes irritables, d'un tempérament sanguin, ont plus d'électricité libre que les sujets lourds et d'un tempérament phlegmatique. La somme de l'électricité est plus grande le soir qu'aux autres moments de la journée. Les boissons spiritueuses augmentent la quantité de l'électricité. En hiver, les corps très refroidis ne montrent aucune électricité ; mais celle-ci apparaît peu à peu à mesure que les corps s'échauffent. Le corps tout nu et chacune de ses parties donnent lieu au même phénomène. De tout ceci, il doit résulter qu'une électrisation appliquée à propos, donne plus d'action et d'énergie au système nerveux et musculaire.

Enfin, quels sont les deux grands moyens d'électrisation naturelle?

Le repos de la nuit et la lumière du soleil.

Les veilles excessives ne conviennent pas aux mélancoliques. Le repos est si nécessaire dans les fonctions du système nerveux, que la vie la plus modérée exige le sommeil, et que celui-ci s'établit de lui-même, alors que les corps qui mettent le système nerveux en activité continuent à agir, parce que le changement que l'activité détermine dans ce système le rend insensible à ces impressions.

Ne remarquons-nous pas, en effet, que, dans nos climats tempérés, l'hiver ralentit l'action des êtres organisés ? Ne voyons-nous pas également que la nuit est une occasion, une cause de repos pour les êtres qui sentent et qui respirent ? que, sans le repos des organes, la vie les abandonnerait promptement, ou, pour mieux dire, ils ne tarderaient pas à se désorganiser ? Tous les organes de l'économie présentent les deux états de veille et de repos ; aucun n'en est exempt. Les organes de la respiration, qui paraissent agir incessamment, ont cependant des moments d'intermittence, dont la durée totale dans les 24 heures égale au moins celle des autres organes ; et, ce qui est plus surprenant encore, c'est que le cœur, dont l'action parait être tout à fait permanente et non interrompue, jouit cependant d'un repos égal, si l'on calcule les temps qui séparent la systole et la diastole des ventricules et des oreillettes. Mais c'est surtout dans les organes de la vie animale que l'on observe d'une manière bien manifeste les deux états dont je viens

de parler. C'est ce repos, pendant lequel les organes recouvrent leur aptitude à agir avec facilité,
réparent les pertes qu'ils ont faites la veille, qui
constitue ce que l'on appelle le sommeil.

Du sommeil. — Pendant le sommeil, la vie
n'est pas éteinte, elle est intérieure; et l'électricité, qui avait été dissipée dans les mouvements
extérieurs de la journée, se reproduit par l'action
mutuelle des organes internes.

Les avantages d'un sommeil tranquille, profond
et d'une durée convenable, sont très nombreux;
il répare les forces épuisées; les organes qui, la
veille, étaient plongés dans l'abattement, sont tous
parfaitement disposés à entrer en action; le sommeil nous met en état de recommencer à vivre. Il
suspend les douleurs physiques et morales; il est
le consolateur des malheureux. Au réveil, on
éprouve un sentiment général de bien-être et de
quiétude; les membres ne demandent qu'à entrer
en exercice; les sens reçoivent avec délices les impressions des objets. Le cerveau lui-même, libre
des idées qui l'obsédaient la veille, conçoit souvent, avec la plus grande facilité, un phénomène
qui l'avait occupé plusieurs heures avant d'avoir
goûté les douceurs du sommeil; il se livre avec

fruit à la méditation. On peut dire que le réveil est le moment le plus favorable pour les travaux intellectuels.

Mais si les circonstances obligent l'homme à résister au besoin du repos ; si, par une spéculation très souvent mal entendue, il refuse de s'abandonner au sommeil, ou bien encore s'il ne lui accorde pas le temps nécessaire, nous voyons survenir les accidents les plus graves. Les personnes qui ont eu le malheur de prolonger les veilles ont tout le système nerveux dans un état d'exaltation très grande ; l'activité de leur intellect est portée au plus haut degré ; presque toujours leur nutrition se détériore et entraîne à sa suite un état de maigreur extrême ; il s'établit chez ces individus une véritable constitution nerveuse ; ils éprouvent de grandes agitations, leurs idées s'exaltent, se troublent : ils tombent dans une insomnie complète. C'est alors qu'on voit très fréquemment survenir l'hystérie chez les femmes ; la manie, la mélancolie, l'hypocondrie, etc., chez les hommes. Ce surcroît d'activité ne se manifeste pas seulement dans le cerveau et dans les organes des sens ; tous les autres y participent, tous sont le siége d'une exaltation considérable, tous peuvent être atteints d'inflammation, et je crois qu'une grande partie des maladies qui composent le cadre nosologique, peuvent reconnaître pour cause les veilles excessives ; cependant il faut avouer que les affections cérébrales sont les plus fréquentes, puisque la cause agit plus directement pour les produire.

Si le défaut de sommeil produit des résultats aussi graves, je crois pouvoir dire qu'il n'y a pas moins d'inconvénients à trop dormir. Voyez les grands dormeurs : le moindre exercice les fatigue ; les choses les plus simples, ils ne peuvent les concevoir ; n'attendez pas d'eux la solution d'un problème, ils en sont incapables. A mesure que les fonctions de relation perdent leur activité, on voit aussi celles de la vie intérieure se ralentir et devenir languissantes ; l'assimilation est imparfaite : aussi remarque-t-on que les individus qui suivent ce genre de vie finissent, surtout avec l'âge, par arriver à l'obésité. De là, résultent les principes du traitement suivant : Atmosphère artificielle et fortement oxygénée, boissons stomachiques pour faciliter la digestion, électrisations fréquentes, frictions alcooliques, éthérées et aromatisées ; nourriture peu abondante en quantité, mais riche en osmazôme ; peu de sommeil. Si un traitement de cette nature est dirigé avec prudence, il est évident que l'équilibre organique s'établira par le fait de l'assimilation ; que l'oxygène agissant sur une plus grande masse de substances azotées, n'irritera aucun organe en particulier ; que l'excès, s'il y en a, ne produira d'autre conséquence qu'une augmentation de sécrétion, et que le système nerveux, puisera dans une circulation plus active, un accroissement matériel qui rendra les organes délicats moins sensibles aux impressions.

Ici le champ de notre étude s'élargit. A l'appui de cette théorie, on peut citer des faits.

L'oxygène considéré comme anti-spasmodique. — Après un court séjour dans un pays où l'air est vif et fortement oxygéné, tel que des vallons boisés et ouverts au Sud, on éprouve un redoublement d'appétit, et si le reste de l'organisme est sain, la santé ne tarde pas à se rétablir, les forces à s'accroître. La nature, dans ce cas, a donc produit l'effet que l'art doit chercher à imiter.

Gymnastique. — Autre exemple : Quel système suivaient les anciens athlètes pour augmenter leur force musculaire et nerveuse? Ils quittaient leurs vêtements et faisaient de la gymnastique au grand air. Après ce bain d'oxygène, ils frottaient leurs membres d'huile : usage qui, du reste, était commun aux soldats et aux jeunes patriciens.

Montesquieu, dont le génie judicieux et pénétrant consista surtout à découvrir des rapports entre deux termes éloignés, et quelquefois même à deviner l'un de ces termes, n'a-t-il pas compris tous les avantages de la gymnastique, lorsqu'il a dit : « Pour que les Romains pussent avoir des armes plus pesantes que celles des autres hommes, il fallait qu'ils se rendissent plus qu'hommes; c'est ce qu'ils firent par un travail continuel qui augmentait leur force, et par des exercices qui leur donnaient de l'adresse, laquelle n'est autre chose qu'une juste dispensation des forces que l'on a. »

Et comment ne pas reconnaître la justesse de cette opinion, lorsque, tenant à la vérifier par la seule méthode possible, la pratique, on découvre qu'elle s'adapte à l'homme comme aux animaux.

N'est-ce pas, en effet, sur ce principe que les Anglais ont fondé ce traitement qu'ils appellent *training*, qu'ils appliquent à leurs chevaux de course et à leurs boxeurs, et qu'ils ont étendu aux animaux destinés à la boucherie? Le résultat est très matériel assurément, car le boxeur anglais est un animal beaucoup plus féroce et plus stupide que le cheval qui court à New-Market, le bœuf que l'on égorge à Smithfield, ou le bull-dog qui combat à Fife-Court. Mais on a, chez les uns et les autres, développé, par des moyens artificiels, le système musculaire.

Ne serait-il pas possible d'atteindre le même résultat en maintenant l'équilibre entre tous les organes? Tel est le problème.

Faire alterner l'exercice et le repos, tel est le secret de fortifier peu à peu le mobile de nos actions. Comme la vie s'accompagne de décomposition, peut-être l'action d'un organe décompose-t-elle une partie des substances, tandis que l'accroissement d'action rend la décomposition plus intime dans toute autre partie, de sorte qu'un organe perd à la vérité en agissant, mais l'action le rend plus apte à attirer de nouvelles substances et à se fortifier. Quand l'action se répète trop souvent ou qu'elle est trop violente, la réparation devient moins considérable, et l'on voit survenir l'épuisement; c'est le cas lorsque la consommation de force organique, ou l'épuisement de cette force par augmentation d'action, a lieu avec plus de rapidité que la reproduction qui s'accomplit dans le même laps de temps.

Pour résumer cette pensée, il s'agit :

1° D'équilibrer le système musculaire avec le système sensitif;

2° D'apporter continuellement à tous les organes un surcroît de leurs éléments basiques.

Si nous pénétrons plus directement dans ces considérations, ce problème ne soulève aucune impossibilité, car, tous les jours, nous en avons la solution sous les yeux.

Air atmosphérique. — Quel est celui qui n'a pas éprouvé ce sentiment de bien-être et d'énergie qui se répand dans tous nos organes, quand nous quittons Paris pour respirer l'air pur de la campagne? Les savants affirment que nous nous trompons, car l'air est invariable dans ses proportions.

L'air recueilli dans une salle de spectacle, ou à 6,400 mètres au-dessus de Paris, dans la cité ou au Mont-Blanc, est toujours composé de : 790 parties d'azote, 209 parties d'oxygène, une d'acide carbonique, ou quelque chose d'approchant.

Si ces analyses sont le dernier effort de l'intelligence humaine; si l'eudiométrie est une science d'une rigoureuse exactitude, et si les instruments qu'elle emploie sont d'une précision absolue, l'air sera donc un composé invariable d'azote, d'oxygène et d'acide carbonique.

Mais l'on m'accordera qu'en certaines circonstances il agit différemment sur les corps; donc il doit être modifié par diverses causes. De là, la théorie des miasmes délétères et des appareils désinfectants, dans laquelle je n'ai pas à entrer, parce qu'elle m'entraînerait trop loin. De là aussi, une conséquence rigoureuse, que l'air peut frapper nos organes d'une manière ou funeste ou favorable.

Si nous recherchons encore la cause ailleurs, ce qui à Paris fatigue le corps, ce qui abrège la vie, c'est le travail extrême, ce sont les jouissances folles, et surtout l'activité morale portée au-delà de cette mesure compatible avec l'harmonie des fonctions. Aussi je ne pense pas qu'il y ait un homme éclairé, judicieux, d'une vie laborieuse, habitué à réfléchir sur lui-même, qui n'avoue une sorte de soulagement lorsqu'il s'éloigne de ces labyrinthes de plâtre et de boue, pour séjourner à la campagne.

Alors même que l'on est en proie à une vive et mortelle douleur de l'âme, à des préoccupations morales qui s'acharnent après l'existence, on éprouve un sentiment d'être et de bien-être tout particulier. On est allégé, on respire mieux, la vie semble retrempée ; elle a repris une force, une plénitude d'action qu'on n'attendait plus. Est-ce un effet physique produit par l'air pur et le mouvement ? Est-ce le résultat d'un esprit plus tranquille, jouissant par anticipation de la paix qu'il espère ?

Je ne sais ; peut-être ces causes agissent-elles simultanément.

Les mélancoliques doivent donc habiter une campagne où l'air soit pur et salubre. Leurs habitations doivent être gaies, commodes, exposées à l'Est, et au soleil du Midi ; elles doivent être élevées, afin de jouir d'une vue étendue ; être entourées de jardins, de prairies et de courants d'une eau pure et limpide.

Les voyages sont surtout recommandés dans cette affection : en effet, la différence des climats, la variété des sites que l'on découvre, la fatigue et le besoin du repos, sont autant de motifs qui concourent à éloigner le souvenir du sujet exclusif du délire.

Exercices musculaires. — Les différents exercices du corps offrent beaucoup d'avantages pour distraire les mélancoliques.

Ecoutons Bacon :

« Quand la tristesse, l'inquiétude, ou quelque affection violente de l'âme nous fait vivre dans la peine et l'anxiété, nous devons changer de situation ; il faut nous occuper, nous exciter au travail, nous fatiguer le corps, nous fortifier par toute espèce de mouvements, et produire sur nous d'autres

passions modérées pour détruire ces idées dés-
agréables. »

Il est impossible de rien répondre à cela : c'est le
pur bon sens, c'est la raison parlante ; aussi voyons
l'application que nous devons faire de ces principes, et faisons-la ressortir par cet aperçu.

La plus petite action a son stimulant : ce stimulant est en raison des difficultés et des ressources.
Telle est la loi invariable de notre nature ; elle est
ainsi faite ; et cette loi est aussi nécessaire dans
l'ordre moral que celles de l'équilibre et de la
mécanique dans l'ordre physique. Aussi à ceux
auxquels l'ambition et l'amour auront manqué de
parole je recommanderai la chasse. C'est un des
plus agréabes plaisirs de ce monde sublunaire ;
c'est celui qui coûte le moins cher ; c'est le seul
qui donne la santé sans laisser de regrets. C'est le
seul amusement qui fasse diversion complète aux
peines, aux chagrins, aux affaires ; le seul délasse-
ment sans mollesse ; le seul qui donne un plaisir
vif, sans langueur et sans mélange.

Quel exercice plus sain pour le corps? Quel repos plus agréable pour l'esprit?

Pour jouir de soi-même, pour se dérober à
l'importunité des autres, l'homme a besoin de
solitude, et quelle solitude plus variée que celle de

la chasse? Je préfère ces quelques heures passées à toutes les tristes réalités de l'existence qui semblent promettre le bonheur, et ne sont que des chimères qui égarent; quoique des gens qui ne voient jamais au-delà de certaines sensations, ne le comprennent pas.

En chassant, le corps prend une énergie nouvelle, l'âme se retrempe; les soucis auront moins de prise au retour, car le sommeil suivant de près le dîner, saura bien les empêcher de troubler le cerveau.

Ainsi, de conséquence en conséquence, je crois arriver à cette conclusion : conseiller la chasse aux mélancoliques, car c'est un plaisir qui donne la joie et la santé.

Les mélancoliques doivent, avons nous dit, porter en général des vêtements chauds, pour conserver la chaleur. Mais les vêtements ne sont pas le seul moyen de conserver le calorique intérieur; les aliments y contribuent.

CHAPITRE III.

Des Aliments. — Il existe sur cette question d'hygiène un ouvrage d'érudition, dont l'auteur fut toujours à l'abri du reproche d'écrire sans avoir étudié; aussi, après Brillat Savarin, quel autre pourrait aborder la question des aliments? Quel homme a jamais traité la matière avec plus de grâce, de science et d'amabilité?

Qui ne sait combien la nourriture influe sur le caractère et les mœurs de l'homme?

Sans doute, une nourriture légère et succulente est nécessaire aux classes riches, pour réparer les funestes effets que produisent sur l'organisme les passions, les chagrins, les études et tout ce triste cortége de la haute civilisation. Mais les aliments de difficile digestion, les excès dans les repas, l'usage immodéré des liqueurs spiritueuses, sont autant de causes éloignées de la mélancolie ; elles commencent par agir sur l'estomac, dont elles dérangent les fonctions ; de là, lésion de l'organe cérébral, par suite de l'étroite sympathie qui unit ces deux viscères.

On a dit, depuis bien des siècles, que le seul moyen de conserver la santé, c'est la tempérance. Les poètes ont écrit sur ce sujet beaucoup de lieux communs ; les médecins anciens ont répété les vers des poètes, et les médecins modernes ont copié les anciens.

De sorte que, pour le plus grand nombre, l'hygiène est en quelque sorte condensée dans cet aphorisme de l'école de Salerne :

« *Si tibi deficiant medici, medici tibi fiant hæc tria : mens læta, requies, et moderata dicta.* »

Ce qui se traduit en français par :

« Conservez les pieds chauds, la tête fraîche, le ventre libre et moquez-vous des médecins. »

Certes, si par de tels préceptes, ont avait seulement voulu recommander d'éviter les indigestions et de ne pas surcharger l'estomac d'un poids au-dessus de ses forces, on eût dit une vérité très innocente.

Mais ce n'est pas ainsi que l'entendent les gens du monde et beaucoup de médecins de la doctrine physiologique, qui résument ainsi cette partie de l'hygiène :

Manger pour ne pas mourir de faim ;

Se nourrir d'aliments aussi simples que possible, c'est-à-dire rôtis ou bouillis ou grillés.

Il ne faut pas hésiter à le déclarer : ces doctrines sont absurdes ; car, pour vivre, il faut s'alimenter en quantité suffisante. De là, l'utilité d'assimiler une grande quantité d'aliments ; mais pour assimiler, il faut digérer, et pour digérer, il faut manger.

Peut-être objectera-t-on qu'une assimilation désordonnée peut apporter et apporte quelquefois un excès surabondant de matières sur tel ou tel organe ; de là, une perturbation qui serait évitée par une diète sévère.

Nous répondrons :

Ces désordres dans l'économie animale ne peuvent provenir que de trois causes :

Un état maladif ; une mauvaise nourriture ; un manque d'air et d'exercice.

Sur la première cause, on pourrait faire observer que ce n'est pas la quantité des aliments qui produit les amas de matières qui gênent tel ou tel organe; mais un dérangement dans l'équilibre des fonctions vitales. Prenons pour exemple la goutte et l'obésité; la cause de ces maladies est identique, bien que les effets soient différents. Dans l'une, il arrive que certains sels qui devraient être entraînés par les sécrétions, sont apportés dans les articulations. Pour les obèses, même phénomène. Les atomes ou globules albumineux au lieu de se répandre également dans le système nerveux et circulatoire, viennent former des amas de matière adipocireuse, qui pèsent sur les organes voisins.

Dans l'un ou l'autre cas, le malade a beau se soumettre au régime le plus sévère, tout ce qu'il peut espérer est de diminuer les douleurs, mais le mal reste stationnaire; souvent même les dépôts se durcissent. Si, au contraire, vous guérissez la goutte par un traitement rationnel en rétablissant peu à peu les opérations de l'assimilation, le malade est bientôt en état de se livrer à tout son appétit, sans craindre de nouvelles formations tophacées dans les articulations. De même, soumettez l'obèse à un traitement par les boissons oxygénées, les élixirs stomachiques, les électrisations fré-

quentes, les frictions alcooliques, éthérées et aromatisées; enfin engagez-le à prendre une nourriture peu abondante, mais riche en osmazôme, et il
retrouvera son appétit en perdant son excès d'em-
bonpoint. Cette digression suffit à la solution de
la question qui nous occupe, à savoir : que dans
ces cas, la diète sévère est une nécessité, mais
non pas un traitement.

Pour nous résumer en peu de mots, nous croyons
devoir établir : 1° qu'une préparation habile des
aliments en facilite la digestion ; 2° que des aliments bien digérés fortifient toutes les fonctions
vitales ; 3° que le but de l'alimentation est de nous
faire digérer et assimiler la plus grande masse possible de nourriture.

D'où cette conclusion : On augmentera l'énergie
des fonctions vitales en fournissant à l'assimilation
la plus grande quantité possible de substances ali-
mentaires, surtout quand cette nourriture contien-
dra les éléments basiques de nos organes.

CHAPITRE IV.

———

Méthode hydriatique ou *Hydrothérapie*.—Nous ne referons pas, à propos de l'hydrothérapie, un historique qu'on trouve dans les ouvrages spéciaux, pour démontrer que c'est à Preissnitz qu'il faut rapporter l'honneur d'avoir élevé l'édifice pour la construction duquel un grand nombre d'hommes de mérite avaient apporté leur pierre. Heureux pourtant s'il n'eût point affiché la ridicule prétention de faire table rase et de mettre à néant tous les agents de la matière médicale, en faisant, de l'eau administrée sous toutes les formes, un moyen thérapeutique général, qui paraît ne jamais lui faire défaut! Mais il est bon d'ajouter que les choses se passent en Silésie.

Après cet aperçu, arrêtons-nous sur l'hydrothérapie, dont la méthode a réuni et combiné les
différents éléments qu'elle met en usage, et qui,
déjà connus depuis plus ou moins longtemps,
n'étaient employés que d'une manière isolée.

Nouvelle, sous ce point de vue, la méthode
hydriatique a acquis, depuis quelques années, un
grand développement : les nombreux établissements qu'elle a fondés, les publications auxquelles
elle a donné lieu, les observations qu'elle a sou-
mises à la science, l'attention que lui ont prêtée
des hommes graves et instruits, des praticiens et
des professeurs distingués, la protection qu'elle a
obtenue de plusieurs souverains, tout prouve que
ce n'est point un moyen absurde, nuisible, ou
inoffensif, ni une jonglerie du charlatanisme.

Tandis que quelques praticiens en font une panacée universelle qui s'adresse à toutes les maladies, qui supplante l'ancien art médical, et repousse toute association avec les agents thérapeutiques déjà connus, d'autres conçoivent une terreur panique de son emploi, qu'ils s'efforcent de
faire voir, comme toujours, funeste et dangereux.

On a eu tort de vanter l'hydrothérapie comme
un remède à tous les maux ; mais le tort serait plus
grand encore si l'on voulait restreindre sa valeur à

celle d'une simple unité parmi les moyens médi-
caux. Elle vaut à elle seule plusieurs des agents les
plus héroïques de la pharmacopée pour l'état de
maladie déclarée; elle les surpasse tous dans la
vertu de réhabiliter les organisations affaiblies et
qui ne sont que maladives, soit que leur souffrance tienne à une convalescence pénible après
les maladies graves, soit qu'elle dépende d'une
lésion moins importante et obscure, mais tenace
et progressive.

Au milieu de ce conflit, il n'est donc pas sans
intérêt de chercher à apprécier ce moyen à sa juste
valeur, et de tâcher de préciser les cas qui réclament
ou repoussent son emploi, ou du moins d'attirer
l'attention sur un mode de traitement beaucoup
trop abandonné de nos jours, où l'on fait si peu
usage des bains, même sous le rapport de l'hygiène.

L'hydrothérapie a eu certainement des succès
incontestables : comme tous les autres moyens,
elle a eu aussi ses revers; mais plusieurs peuvent
être attribués au défaut de connaissances précises
de ceux qui l'ont mise en usage, et surtout à ce
qu'on a voulu généraliser son emploi et l'appliquer à des cas dans lesquels elle n'était pas nette-
ment réclamée, si même elle n'était pas tout à fait
contre-indiquée.

Des succès nombreux ont été obtenus; ils sont acquis à la science. Mais les conditions dans lesquelles on se trouve placé à Paris sont loin d'être les mêmes que celles qui environnent Preissnitz, à Græfenberg, ou que l'on rencontre dans les autres établissements du même genre qui se sont successivement élevés en Allemagne.

Il me semble, en effet, que Preissnitz accorde à l'eau beaucoup trop d'importance, et qu'il ne tient pas assez compte des localités. Je compare Græfenberg à nos établissements d'eaux minérales. Ceux qui comptent le plus de malades et le plus de guérisons sont ceux qui présentent les conditions de bien-être les plus nombreuses; joignez à cela l'espoir qu'on a de trouver dans un moyen dont la simplicité augmente le prestige, un remède assuré contre une maladie pour laquelle on croit avoir épuisé toutes les ressources de l'art : alors vous aurez le secret des succès obtenus contre les névropathies.

S'agit-il d'une maladie chronique, ou bien de ces états de langueur dont la durée est infinie, et dont le caractère tenace affaisse le moral et ruine les organes?

C'est là que l'hydrothérapie triomphe avec le plus d'éclat.

Les observations faites à Græfenberg même, ont démontré l'efficacité de ce traitement, principalement contre les affections chroniques avec atonie, contre la foule des maladies nerveuses dont le médecin ne parvient pas toujours à découvrir la cause, contre les troubles des fonctions qui ne sont liées à aucune lésion des organes correspondants, contre les différents engorgements des viscères abdominaux et tous les maux symptomatiques qui en découlent, les indigestions, l'amaigrissement, l'ictère, etc.; contre la goutte, les rhumatismes, les scrofules, les maladies cutanées, les affections syphilitiques, l'hystérie, la chlorose, etc.; et surtout dans toutes les affections causées par l'abus des médicaments héroïques, l'iode, l'arsenic, le mercure, etc., causes trop fréquentes d'hypocondrie.

Quant aux névropathies, dès qu'elles ont résisté quelque temps, elles deviennent, comme on sait, inexpugnables. Elles s'invétèrent, s'impatronisent chez le malade qu'elles dominent et exténuent de plus en plus. Bientôt les soins les plus habiles de la science pharmaco-médicale deviennent impuissants contre le mal et ses progrès. En effet, par suite de sa grande débilitation, l'économie ne suffit plus, soit à une élaboration utile du médicament, soit aux impressions que celui-ci sollicite.

et qu'il déterminerait dans une organisation moins délabrée; ou bien, elle ne peut plus agir physiologiquement en vertu de cette impression, si tant est qu'elle la reçoit. Or, ce terme des ressources de la thérapeutique pharmaceutique n'est point celui où s'arrête l'hydrothérapie.

On sait en effet que le froid agit comme stupéfiant du système nerveux.

Dans les cas d'éréthisme nerveux, dans les vomissements rebelles, invincibles; dans les gastralgies, dans les dyspepsies habituelles, les boissons glacées, la glace ingérée en petits fragments dans l'estomac, ou employée comme topique sur la région épigastrique, donnent des résultats avantageux. Les lavements froids jouissent d'assez d'efficacité chez les femmes vaporeuses, dans les spasmes hystériques et choréiques qu'ils ont prévenus ou calmés.

On cite des cas d'éclampsie, chez les femmes en couches, contre lesquels les affusions froides ont réussi; on devra toutefois procéder avec les plus grands ménagements. On doit commencer par l'eau tiède, dont on abaisse progressivement la température jusqu'à 20 et même 15° Réaumur.

Les Anglais, les Italiens et les Allemands ont surtout expérimenté et préconisé l'eau froide contre le choléra, les typhus contagieux et sporadiques, la peste orientale et occidentale. L'observation démontre ici que ce n'est pas l'état inflammatoire, mais l'affection nerveuse qui en détermine l'emploi.

En effet, après la période d'incubation de ces maladies, dont on ne peut méconnaître l'analogie avec les empoisonnements miasmatiques, surviennent des symptômes généraux d'excitation, une accélération du pouls, une chaleur âcre de la peau, la soif, des soubresauts des tendons, de l'anxiété, de l'agitation, tous phénomènes qui indiquent qu'un agent toxique a été mis en contact avec l'organisme qui tend à réagir contre lui ; bientôt cette réaction se manifeste par des sueurs abondantes, la coloration jaune de la peau, les urines sédimenteuses, enfin tout ce qui annonce un effort éliminateur dirigeant le miasme vers les grands émonctoires de l'économie. Le froid paraît donc utile, d'abord comme effet primitif, contre les phénomènes nerveux exaltés, se manifestant par le délire furieux, les mouvements brusques et énergiques, une peau brûlante, sèche et tendue, un pouls précipité, des pommettes rouges ; et, en second lieu, comme préparant l'action consécutive qui doit aider l'effort éliminateur par lequel l'organisme tend à se débarrasser de l'agent toxique. Ces deux modes d'action du froid, l'un calmant les symptômes nerveux, l'autre favorisant l'expulsion des miasmes, doivent donc être combinés ensemble, employés communément, bien qu'agissant chacun sur une phase distincte de la maladie.

On trouve dans les auteurs qui considèrent la fièvre comme le résultat d'une perturbation du système nerveux, plusieurs cas de fièvres intermittentes rebelles, qui ont cédé aux affusions froides. Huxham, d'après les médecins Grecs, et d'après sa propre expérience, les préconise comme un excellent fébrifuge. M. Wedckind a publié, en 1824, dans le *Journal d'Huseland*, un *Mémoire* fort curieux sur l'emploi des affusions froides dans les fièvres intermittentes.

Résumé. — En présence de toutes ces observations, de ces succès obtenus dans tant d'affections différentes, et par leur siége et par leur forme, quel jugement peut-on porter, à quelle conclusion peut-on s'arrêter?

La première idée qui se présente à une observation légère, c'est qu'un moyen qui peut s'appliquer utilement à des cas si divers ne doit en réalité être efficace dans aucun. Mais, outre que les faits sont là pour démentir ce premier jugement, la théorie peut encore en rendre compte en approfondissant davantage les ressources variées et même opposées que présente l'agent thérapeutique qui nous occupe, selon la manière dont on l'emploie, suivant les formes sous lesquelles on fait varier son application.

C'est en analysant, en disséquant pour ainsi dire pièce à pièce les différents éléments dont se compose la méthode hydriatique, que l'on se rend compte des effets variés et opposés qu'elle produit, que l'on comprend à quelles conditions le froid peut être à la fois un sédatif et un violent excitant du système nerveux, comment il possède en même temps des vertus toniques, antiseptiques, et affaiblit et produit le scorbut; qu'il est antiphlogistique, et produit l'inflammation; qu'il supprime les sécrétions, et les provoque; qu'il est répercussif, et un moyen d'émonction puissant pour l'économie; et, à l'appui de ces vertus, viennent des faits plus ou moins nombreux.

D'après l'observation comparative de tous les cas dans lesquels on emploie la méthode hydriatique, et d'accord avec l'explication qu'en donnent la théorie et le raisonnement, nous arrivons donc au résumé suivant.

L'action subite et momentanée du froid, exécutée
sous forme d'irrigations, de douches ou d'asper-
sions de la face, de la poitrine, de l'épigastre, des
parties génitales, est stimulante, irritante, et, portée au plus haut point de réfrigération, pourrait
même devenir caustique; car on sait que la sous-
traction brusque du calorique désorganise les
tissus aussi bien que sa combinaison violente dans
les cautérisations : ce mode d'administration n'a
pas pour but de déterminer l'action primitive d'une
force précise, mais celui d'exciter un ébranlement
des systèmes nerveux, vasculaires et vusculaires:
ébranlement qui, de la partie affectée, se trans-
met à tout l'organisme; plus longtemps continuée,
elle devient sédative, calmante, anti-phlogistique
et répercussive, et peut être avantageusement employée dans les inflammations superficielles, dont
elle détermine la résolution; elle calme la douleur
et soulage le prurit, la chaleur; enlève l'irritation
et prévient la suppuration ; intempestivement employée, elle peut donner lieu à l'induration.

L'action consécutive du froid ou la réaction qui
suit son application courte, brusque, et plus ou
moins intense, possède des propriétés excitantes,
donne lieu à des stimulations directes ou révulsi-
ves; c'est une partie importante de l'action du

froid qui doit trouver sa place dans tous les cas où l'on se propose d'obtenir un développement vital plus actif, dans quelque organe que ce soit, et de ramener les fonctions à leur état normal. Elle anime et régularise la vie nerveuse, aussi bien sous le rapport de la sensibilité que du mouvement, et trouve son emploi dans un grand nombre de cas d'engourdissement et d'anomalie de ce système. Elle est également propre à augmenter la réaction de l'irritabilité, et par cela devient utile dans une foule de maladies atoniques, adynamiques et ataxiques, quand toutefois l'irritabilité n'est encore qu'opprimée et non pas épuisée; quand il s'agit moins de produire une réfrigération directe que d'opérer une régularisation décisive de l'action de la peau, de la circulation, de la répartition de la masse des humeurs, et d'éloigner les sensations et les mouvements anormaux du système nerveux.

L'effet total du froid ne s'emploie qu'à de faibles degrés de l'action primitive et consécutive, et est appliqué le plus ordinairement sous forme de bains, de lotions et de température environnante; il est utile aussi pour élever la tonicité du système nerveux et circulatoire, pour modifier l'action vitale des divers organes: trop prolongé, l'effet primitif et consécutif laisse de la faiblesse à cause de l'épuisement qu'il occasionne.

Nous ne croyons pas, avec les partisans exclusifs de l'hydriatie, qu'elle repousse toute association avec les autres agents thérapeutiques ; il est évident, au contraire, que dans une congestion cérébrale, par exemple, si l'application du froid sur la tête prévient la congestion locale, la pléthore générale sera efficacement combattue par les émissions sanguines ; de même aussi l'action répercussive du froid deviendra d'autant plus efficace dans la partie sur laquelle on l'applique, qu'on appellera en même temps le sang ailleurs, par des lotions chaudes ou d'autres moyens révulsifs.

On a prétendu que la méthode hydriatique ne réussissait le plus souvent qu'à l'aide des précautions hygiéniques, du régime dont elle s'accompagne : on ne saurait disconvenir que ce ne soit là souvent de puissants adjuvants ; mais dans quel traitement peut-on les mettre de côté ? Quel agent thérapeutique ne les appelle à son secours ? Et si l'hydriatie était un moyen de les faire observer scrupuleusement par les malades, ne serait-ce pas déjà un avantage qu'elle aurait sur les autres moyens, quand même elle ne leur serait qu'égale dans ses effets réels ?

Espérons donc que l'hydrothérapie prendra avant peu la place que ses effets lui donnent le droit d'occuper parmi les agents efficaces de la thérapeutique.

CHAPITRE V.

Des Bains. — Le sujet que nous venons de traiter nous conduit tout naturellement à étudier les effets des bains sur l'organisme.

Les bains froids sont usités dans le Nord ; quelques personnes en font usage tous les matins. C'est une habitude difficile à prendre et qui n'est pas sans danger pour les organisations délicates ; cependant, nous croyons qu'avec certaines modifications elles pourraient adopter l'usage des ablutions matinales d'eau froide sur le visage, les bras et la poitrine.

Les bains d'eau tiède sont considérés comme antispasmodiques ; c'est une erreur. Leur action sur le système nerveux n'est que secondaire ; ils ont d'abord une action stimulante sur le système cutané et capillaire, modifient et accélèrent le cours du sang et agissent ensuite par absorption sur l'ensemble de l'organisme. Leur abus peut avoir de graves inconvénients, surtout pour les personnes d'un tempérament lymphatique ; mais c'est un moyen excellent d'entretenir la souplesse et l'électricité de la peau, si on les fait suivre de frictions huileuses et aromatiques. On ne saurait trop insister sur cette précaution, qui est le complément indispensable de l'action des bains et le correctif efficace de leurs inconvénients.

Les bains de vapeur offrent un excellent moyen de neutraliser les acides gras, d'une nature souvent irritante et corrosive, qui se forment à la superficie de l'épiderme, par la transpiration insensible.

Il n'en est pas de plus efficace pour rétablir la circulation des fluides, pour maintenir l'élasticité des muscles et la souplesse de la peau si intimement liée au libre mécanisme des organes capillaires. Enfin, l'usage des bains de vapeur est aussi salutaire pendant les grands froids que pendant les grandes chaleurs, et il prévient ces indispositions trop communes, appelées refroidissements, qui dévorent la moitié de l'existence des gens riches. Mais quand nous parlons de l'usage des bains de vapeur, nous devons nous mettre en garde contre l'abus. Les Orientaux, et à certains égards, les Russes, ont beaucoup trop fréquemment recours à ce moyen énergique. Il en résulte de graves inconvénients : en général, on devrait se borner à deux ou trois bains de vapeur par mois ; et il faudrait toujours les faire suivre d'une friction convenable sur tout le corps.

Depuis bien longtemps déjà, on avait observé que le corps humain, plongé dans un liquide, en absorbait, dans un temps donné, une quantité à peu près constante : un litre par heure. De là, l'usage des bains composés ; c'est le plus efficace des moyens, quand il s'agit de répandre certaines substances dans l'ensemble de l'organisme.

Considérés comme cosmétiques, les bains composés peuvent être divisés en adoucissants ou nutritifs, antispasmodiques et toniques. Un mot sur chacune de ces catégories.

On peut, jusqu'à un certain point, suppléer à la nutrition alimentaire des organes extérieurs par des bains convenablement préparés ; puisque les substances mêlées à l'eau sont absorbées avec ce véhicule, et livrées, par la circulation capillaire, aux vaisseaux chargés de l'assimilation. De là, l'usage des bains de lait si vantés dans l'antiquité

et encore usités de nos jours par quelques coquettes.
Du reste, les bains de lait peuvent être remplacés
avec avantage par des composés alcalins et muci-
lagineux d'un prix médiocre et du plus heureux
effet. Les bains de son et de gélatine sont assez
usités ; mais ils perdent en général leur efficacité,
si on ne les mêle pas avec quelques sels de nature
à augmenter la solubilité du gluten et de la fécule.

Il est une multitude de cas, chez les femmes
surtout, où les bains antispasmodiques contribuent efficacement, et sans fatiguer les organes
digestifs, à rétablir l'équilibre du système nerveux
troublé, soit par des agitations morales, soit par
les fatigues du grand monde.

Les bains toniques pris à propos sont peut-être
antispasmodiques, car ils préviennent les spasmes
en fortifiant l'ensemble du système nerveux. On
peut les varier à l'infini ; mais peut-être les meil-
leurs sont-ils les plus simples.

Ils auront bien plus de puissance s'ils contien-
nent en dissolution des substances alcalines. De
là la grande énergie des bains minéraux.

Aux eaux, on n'apporte avec soi, ni le souci des
affaires, ni l'amertume des passions, ni la fatigue
des devoirs sociaux, ni les embarras de la vie domes-
tique ; on vit pour soi, d'une vie toute matérielle,

de cette vie peu intelligente qui convient si bien à la santé.

Aussi, devra-t-on conseiller aux mélancoliques, plutôt encore pour les distraire qu'à cause de la propriété bien avérée des eaux, d'aller passer la saison des bains à Bade, à Vichy, à Plomblères, etc.

CHAPITRE VI.

———

Conclusion. — Il ne nous reste plus qu'à répéter encore l'expression d'une pensée ou plutôt d'un vœu souvent exprimé dans les pages qui précèdent : c'est la bonne direction à donner aux forces morales.

Dans le Nord, aussi bien qu'entre les Tropiques, pour le vieillard comme pour l'adulte, tous les moyens employés à fortifier les organes de l'homme seraient insuffisants, nuisibles peut-être, s'ils n'étaient combinés avec le développement de ses facultés morales. C'est donc à l'intelligence et à la raison que la médecine doit surtout s'adresser; elle sera ingénieuse à chercher pour chacun des occupations utiles, qui exercent continuellement la pensée sans surexciter l'imagination.

Le but vers lequel elle doit tendre, sa panacée universelle, son arcane hautement avoué, dévoilé à tous les yeux, c'est l'amélioration de l'humanité par le développement des forces individuelles.

De ce point de vue, c'est à l'éducation à diriger les idées vers un but constant d'activité, sans lequel l'homme est livré corps et âme aux influences extérieures ou aux capricieux appels de son organisme nerveux ; mais si elles dévient soit par sthénie, soit par asthénie des organes, le devoir du médecin est tracé. Qu'il s'applique à reconnaître les causes physiques et morales des affections ; qu'il sache prendre sur les esprits un noble ascendant ; qu'il se confie dans ses lumières, dans son amour pour l'humanité, et il échappera aux critiques de quelques philosophes sceptiques, dont l'intelligence ne remonte jamais aux principes, ne sait pas saisir les rapports, et qui, par cela même, n'envisagent la médecine que comme un art conjectural, ou une science empirique, confondant ainsi le médecin avec les charlatans émérites qui, de nos jours, ne comptent que trop d'adorateurs fervents et convaincus.

Les causes morales sont au nombre de celles contre lesquelles l'art ne possède pas de traitement médicamenteux ou chirurgical ; les effets organiques qu'elles peuvent produire sont seuls accessibles à nos moyens pharmaceutiques. Quant aux passions ou aux affections de l'âme, c'est par des consolations ou la religion qu'on peut les modifier.

Il est impossible de spécifier ici les divers moyens que l'on devra mettre en usage dans chacune des maladies morales, car ils diffèrent autant que ces maladies elles-mêmes. Le moral est-il affecté par la prédominance d'une seule idée, comme dans la monomanie, on devra éloigner, autant que possible, tout ce qui pourrait lui donner plus de force, sans pour cela la heurter violemment : que l'on se rappelle d'ailleurs que les aliénés, trop malheureux déjà par eux-mêmes, et privés des jouissances qui aident à supporter la vie, ont besoin d'être traités avec les plus grands égards. Les idées mélancoliques, l'hypocondrie, l'ennui, dominent-ils, ce seront les impressions gaies qui devront alors être employées. On peut espérer la guérison de certaines affections morales en communiquant une vive secousse aux facultés de l'âme ; mais pour cela, il faut que ces affections soient aiguës, pour ainsi dire. On cite des cas d'aliénation mentale guéris par des moyens de ce genre : pour arrêter l'épidémie des suicides qui sé-

vissait parmi les filles de Milet, les magistrats dé-
crétèrent que leur corps serait exposé tout nu sur
la place publique; cette menace les frappa vive-
ment, et les suicides cessèrent.

La musique peut rendre la santé à l'âme et au
corps; mais lorsqu'elle est employée contre les affections de la première, il faut se garder que les
sentiments qu'elle exprime soient de même nature
que ceux qui ont causé le désordre, si l'on ne veut
voir échouer tous ses efforts. Un seul fait prouvera
l'influence de ce moyen.

Philippe V, roi d'Espagne, était atteint d'aliénation mentale; par les soins de la reine, un con-
cert fut préparé près de son appartement; le célèbre Farinelli s'y surpassa. Pendant le premier
morceau, le roi fut frappé de surprise; le second
lui fit éprouver une vive émotion, et commença
sa guérison.

Il résulte de ce fait et d'une multitude d'autres
du même genre, qu'il serait trop long de rapporter, que la musique agit sur le système nerveux,
et que ses impressions sont trop frappantes pour
qu'on puisse douter de son influence sur l'économie humaine et sur la guérison des affections nerveuses. Il serait à désirer qu'on employât plus souvent ce moyen, de préférence aux drogues aux-

quelles la nature répugne, et qui nuisent plus souvent qu'elles ne font du bien, dans les maladies nerveuses, et surtout dans l'hypocondrie et diverses espèces de délire, ainsi que dans toutes les douleurs vives.

Sans être trop enthousiaste, nous croyons qu'il est à regretter que l'on néglige trop, dans la pratique de la médecine, l'emploi des moyens qui peuvent apporter le calme de l'esprit et la sérénité de l'âme si nécessaires dans une foule d'affections morbifiques, dont la tristesse, le chagrin et l'inquiétude sont souvent l'unique cause.

Les passions elles-mêmes peuvent être avec succès opposées aux passions, et c'est ainsi que l'on guérit l'amour par l'ambition. Cicéron dit qu'il faut chasser un vieil amour par un amour nouveau. Ovide pense de même. Selon lui l'amour ne se guérit que par l'amour :

Successore novo vincitur omnis amor.

Ils ont raison ; l'esprit distrait par plusieurs objets, se porte avec moins d'ardeur vers chacun en particulier. Mais il y a ici un écueil à éviter : il faut prendre garde de substituer à la première une passion qui devienne dangereuse à son tour.

Les moyens moraux sont encore de puissants auxiliaires dans le traitement des maladies physiques, comme l'a fait observer Montaigne : « Les médecins, dit-il, pratiquent la croyance de leurs malades avant d'employer les remèdes, afin que l'état de l'imagination supplée à l'insuffisance de ceux-ci. » Cette pensée montre tout à la fois quelle puissance ce philosophe accordait au moral sur le physique, et combien il faut, dans l'étude des maladies, ne jamais perdre de vue l'union intime du principe intelligent et de l'élément matériel. N'a-t-on pas vu des paralytiques, frappés de frayeur ou transportés de colère, guérir à l'instant, et recouvrer l'usage de leurs membres paralysés, par l'effet d'une grande commotion morale? Une personne souffre cruellement d'une névralgie dentaire, qu'aucun moyen thérapeutique n'a pu calmer; et soudain, à la vue de l'instrument du dentiste, la douleur ne disparaît-elle pas ?

L'instinct maternel semble avoir deviné ce moyen efficace de soulagement. Une mère caresse son enfant souffrant; elle le regarde avec tendresse, en frottant doucement l'endroit douloureux, et lui donne l'assurance que la douleur cesse; l'enfant se calme et s'endort. N'est-ce pas là une preuve à l'appui de notre opinion?

Voilà certainement de la médecine d'imagination et des effets qui ont d'heureux résultats ; il est vrai que toutes les maladies n'ont pas la même cause, et ne peuvent être guéries par les mêmes moyens ; mais dans beaucoup de cas, le médecin devra s'efforcer par tous les moyens qui sont en son pouvoir de soutenir le courage de son malade. L'histoire médicale de l'armée d'Orient nous montre jusqu'à quel point ce précepte est important. Deux médecins, qui se relevaient alternativement pour faire le service d'une même salle de malades, obtenaient des succès bien différents : l'un était toujours sérieux, l'autre joignait la gaîté aux manières les plus douces et les plus compatissantes. Lorsque ce dernier paraissait dans la salle, tous les malades avaient la satisfaction peinte sur le visage, ils étaient consolés et prenaient un nouveau courage pour supporter leurs douleurs ; tandis que les physionomies s'assombrissaient en présence de l'autre. (*Dict. Encycl.*)

Quel chirurgien militaire n'a pas observé que les blessures guérissent mieux après une victoire qu'après un revers ?

Enfin, on devra éloigner avec soin des malades toute émotion forte, sous peine de voir la maladie s'aggraver, et même se terminer d'une manière funeste. Les auteurs sont remplis d'exemples qui prouvent la nécessité de suivre ce précepte.

Mais, dans tous les cas, c'est surtout en agissant à propos, en même temps sur la cause et le siége, que l'on obtiendra des succès; en agissant à propos, car les moyens mis en usage, dans l'aliénation mentale, par exemple, ne réussiront pas si on les emploie trop tard; en agissant sur la cause, comme le fit avec succès Bouvard, dans le siècle dernier. Appelé près d'un négociant que le mauvais état de ses affaires avait mis aux portes du tombeau, il lui laissa, en guise d'ordonnance, un bon de trente mille francs.

Le philanthrope croit avoir satisfait à toutes les exigences de l'humanité quand il a donné un vêtement, du pain aux malheureux ; quand il a délibéré, écrit, consacré quelques phrases sentimentales, pour arracher aux gens du monde quelque peu d'or, non pour consoler le pauvre, mais pour lui procurer quelques remèdes dans ses maladies ; mais lui faire la plus précieuse des aumônes, adoucir sa vie en visitant le réduit infect, alléger sa douleur en y compatissant, le relever en descendant au-dessous de lui, en s'honorant de le servir, comme font les religieuses, comme faisaient autrefois les chevaliers hospitaliers, voilà la charité éclairée du médecin. Cette vertu évangélique qui tend à remplacer les calculs de l'égoïsme par un noble dévoûment à la gloire de Dieu et au bonheur des hommes, en doutez-vous, lorsque vous le voyez voler au secours des malades en temps d'épidémie?.....

La vie du médecin peut donc se résumer par ces trois mots :

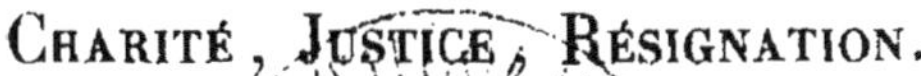

CHARITÉ, JUSTICE, RÉSIGNATION.